AF475828

MEMENTO

DES PRINCIPALES

DÉCOUVERTES ANATOMIQUES

A L'USAGE DES ÉTUDIANTS EN MÉDECINE

(2e Doctorat. — 1re Partie)

PARIS
GEORGES CARRÉ, ÉDITEUR
58, RUE SAINT-ANDRÉ-DES-ARTS

1888

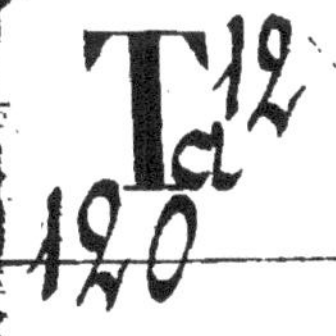

MEMENTO

DES PRINCIPALES

DÉCOUVERTES ANATOMIQUES

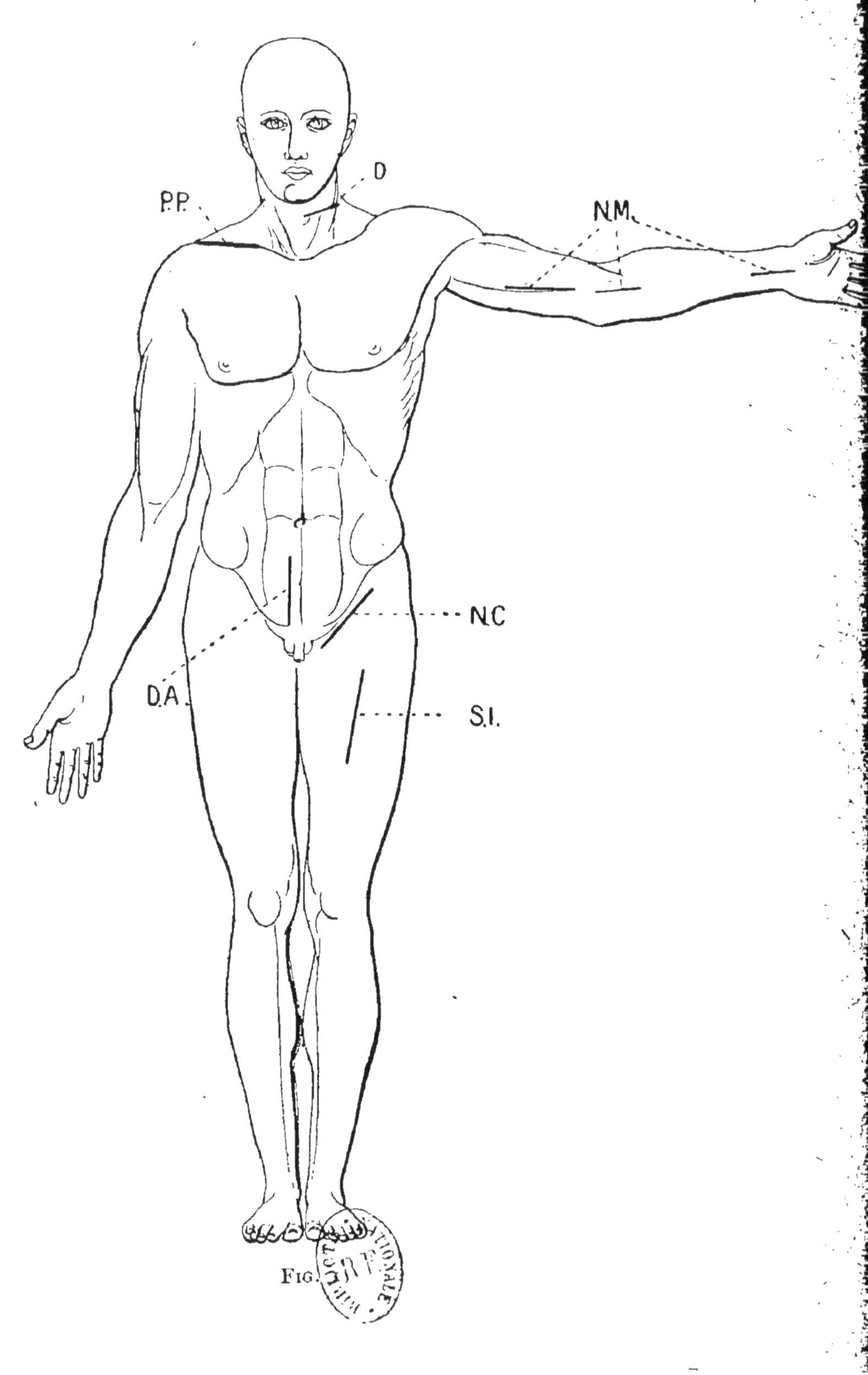

FIG.

MEMENTO

DES PRINCIPALES

DÉCOUVERTES ANATOMIQUES

A L'USAGE DES ÉTUDIANTS EN MÉDECINE

(2e Doctorat. — 1re Partie)

PARIS
GEORGES CARRÉ, ÉDITEUR
58, RUE SAINT-ANDRÉ-DES-ARTS

1888

TABLE DES MATIÈRES MÉTHODIQUE

INTRODUCTION

INTRODUCTION

OBSERVATIONS PRÉLIMINAIRES

I

But et cadre de l'ouvrage

L'étudiant ne considère pas sans une certaine appréhension une des épreuves du second examen de doctorat (1re partie). Nous voulons parler de la découverte d'un organe exécutée sous les yeux des examinateurs. Le candidat qui a sérieusement travaillé est à peu près sûr de réussir convenablement sa dissection, tandis que, par contre, l'oubli d'une des nombreuses recommandations de ses maîtres, peut le faire échouer dans sa découverte. Nous avons donc tout d'abord cherché à condenser, au début de ce *Memento,* les conseils donnés journellement aux élèves par les prosecteurs, le chef des travaux pratiques et les professeurs. Nous avons pour cela fait appel à la mémoire de tous nos camarades, nous avons interrogé et surtout écouté les prosecteurs et nous allons résumer aussi bien que possible ces diverses observations. Nous donnerons ensuite l'exposé succinct de l'entraînement préliminaire que doit se donner le candidat quelques jours avant l'examen. Par ce moyen, il arrive plus sûr de lui devant les juges et n'a pas à redouter les effets souvent désastreux que produit, dans la mémoire des candidats, la peur de l'inconnu. Il ne faudrait pas cependant croire que ce petit ouvrage pût, en quoi que ce soit, remplacer un traité d'Anatomie. C'est un *Memento* et rien de plus ; c'est un aide qui vient au dernier moment rappeler à la mémoire les souvenirs confus en les précisant le mieux possible. Mais il faut que les souvenirs existent déjà et celui qui ne sait pas son anatomie, au moins sommairement, ne l'apprendra pas en quelques heures avec tous les *memento* du monde. C'est donc avant tout un ouvrage complémentaire, dont l'utilité deviendra incontestable pour ceux qui sauront l'employer avec fruit.

Nous n'avons pas davantage l'intention de donner en un petit recueil toutes les découvertes possibles. Il faudrait pour cela un cadre beaucoup plus grand que celui que comporte cet ouvrage. Nous voulons cependant donner le plus grand nombre de découvertes et surtout les *principales*, celles qui sont le plus souvent demandées.

Il ne faudra pas non plus compter trouver, dans les pages suivantes, un traité didactique d'anatomie au sujet de chaque organe à découvrir. Un Memento doit simplement signaler les points principaux, indispensables à retenir, c'est là la condition essentielle de son existence. De toute façon nous espérons rendre vraiment service à nos camarades et c'est là une des raisons principales qui nous ont poussé à leur résumer les quelques observations que nous avions pu recueillir un peu partout. Nous les prions donc d'excuser les imperfections et les erreurs qui pourraient se rencontrer par la suite, eu égard au motif de la publication.

II

Préparation de l'Examen

Un des moments où l'élève est le plus embarrassé, c'est sans contredit quelques jours avant son examen, quand il s'agit de *repasser* rapidement et avec fruit les matières diverses qu'il a eu occasion d'apprendre en détail antérieurement. Il ne sait à quel livre s'adresser de préférence quel sujet résumer tout d'abord ; enfin les jours qui précèdent un examen sont ou pas ou mal employés, faute de direction réfléchie. Chacun a sa méthode de travail, c'est un fait incontestable, aussi celle que nous allons exposer devra-t-elle être modifiée par chacun à sa guise. Notre seule ambition, c'est de tracer les grandes lignes entre lesquelles on peut agir suivant ses goûts préférés. Il est un point sur lequel nous devons particulièrement insister, c'est la connaissance qu'il faut avoir de l'ostéologie. Celui qui sait bien son ostéologie avec les insertions musculaires possède la moitié de son examen grâce aux nombreux points de repère qu'il est à même de trouver à tous moments. Nous conseillons donc aux candidats d'aller, quatre jours avant l'examen, passer une après-midi au Musée Orfila, muni du premier volume de l'*Anatomie* de Sappey ou de celle de J.-A. Fort, pour revoir en bloc toute son ostéologie en étudiant les insertions musculaires. Il faut surtout apprendre avec soin l'ostéologie de la main et du pied, aussi conseillons-nous aux élèves d'acheter (chez Tramond, rue de l'École de Médecine ou ailleurs) les os de la main et du pied montés avec des ficelles. La connaissance complète de ces deux organes sera d'un grand secours pour les examens postérieurs, surtout pour celui de Médecine Opératoire. Ce jour-là on pourra le soir revoir toute l'arthrologie.

Le lendemain l'étude portera sur la myologie. Le matin on pourra l'étudier en lisant dans le *petit résumé d'Anatomie* de J.-A. Fort, et en vérifiant la description des muscles sur les figures du traité de Morel et Mathias Duval qui sont très claires et très utiles à consulter, au moins pour la myologie. L'après-midi on ira de nouveau au Musée Orfila, muni du second volume de Sappey, étudier les rapports des muscles avec les artères et les nerfs. Le soir enfin on apprendra la situation des artères principales et on repassera ses insertions musculaires. Les deux jours suivants, il sera très utile d'aller s'exercer sur un sujet à reconnaître les différents organes qu'on a successivement étudiés (1). L'élève qui n'a pas pris cette habitude est fortement étonné quand il fait sa découverte, à l'examen, de ne plus rien reconnaître. Tout ce qui était si clairement séparé dans ses livres est ici confondu, embrouillé au fond de la plaie. Quelles sont les conditions à remplir pour éviter cet inconvénient?

Il faut tout d'abord bien se souvenir d'une des principales recommandations des prosecteurs, recommandations qu'on ne saurait assez répéter! *Faites toujours les incisions grandes, énormes plutôt que trop petites.*

Que d'élèves échouent pour ne pas

(1) On va en général à Clamart, rue du Fer-à-Moulins.

tenir compte de ce conseil ! La découverte n'est pas une opération chirurgicale, il ne faut pas craindre de couper la peau du sujet : une incision longue comme la main évite postérieurement bien des ennuis et quelquefois un échec. En somme il vaut toujours mieux couper plus que pas assez.

Quand on a pris l'habitude de faire de larges incisions, il faut s'exercer à reconnaître les organes qu'on rencontre sous le scalpel, dans la plaie, et à les nommer (1). On prend ainsi une habitude qui rendra de très grands services dans l'examen de Médecine Opératoire. C'est par ce moyen qu'on

(1) On trouvera la liste des organes qu'on rencontre couche par couche dans les différentes régions dans le *Précis d'Anatomie et de Dissection* de Beaunis et Bouchard (prix 4 fr. 50), page 452 et suiv. C'est un très bon livre pour repasser l'anatomie avant l'examen.

sait distinguer au fond d'une plaie un *tendon* qui est toujours blanc nacré d'un *nerf* qui est plus mat et plus jaune, distinction qu'il est utile de se rappeler.

Une autre observation qu'il ne faut pas oublier, c'est de compter les aponévroses qu'on coupe. On évite par là très souvent de grossières méprises à l'examen.

Il faut aussi savoir exactement ce qu'on nomme le *tendon d'un muscle*, et ne pas le confondre avec la masse charnue d'insertion du muscle, ce qui arrive quelquefois.

Toutes ces recommandations semblent naïves ou puériles ; mais ceux qui les retiendront s'éviteront bien des petites difficultés toujours ennuyeuses à subir à l'examen.

Rappelons-nous aussi que l'artère, la veine ou les veines, et le nerf, sont le plus souvent réunis dans un même *paquet vasculo-nerveux*, que les artères ont en général un muscle satellite qui nous guidera dans nos recherches, et nous attendrons avec plus de confiance l'heure de l'examen.

III

L'Examen

Voici l'heure de l'examen arrivée. Votre nom est prononcé, un des trois juges vient examiner votre préparation, se la fait expliquer, puis vous conduit vers le sujet sur lequel va se faire la découverte. Muni de votre scalpel et de votre pince, vous attendez la question qui va décider de votre réception.

Dès que la demande est formulée,

réfléchissez un moment sur la question qui vous est posée. L'examinateur comprend parfaitement cela et ne désire pas vous voir vous jeter impétueusement sur le sujet et couper avec précipitation. Soyez persuadé, qu'au contraire, il s'intéresse à celui qui, après quelques secondes de réflexion, prend le bras du sujet, si la découverte porte sur le bras, le met en place de manière à n'être pas gêné, le fait tenir par un aide s'il y a lieu, et ne commence son incision qu'après avoir bien déterminé ses points de repère. C'est là le point capital de l'examen, et l'élève qui indique en les touchant les saillies osseuses ou les muscles satellites qui vont le guider, a déjà conquis son examinateur à moitié. Puis faites *la grande incision* si recommandée et allez à la recherche de l'organe demandé en suivant mentalement les observations faites antérieurement. Par là vous êtes à peu près sûr de ne jamais manquer votre découverte, de passer votre examen, et surtout d'avoir préparé à moitié l'examen plus important de Médecine Opératoire.

IV

AVIS UTILES

DÉCOUVERTE DES ARTÈRES

Nous n'avons traité aucune découverte d'artère renvoyant pour elles au remarquable ouvrage du professeur Farabeuf que les étudiants doivent consulter dès cet examen :

Précis de manuel opératoire. — 1. Ligature des artères

CHAPITRE I

PRINCIPALES DÉCOUVERTES SUR LE MEMBRE INFÉRIEUR

BIBLIOGRAPHIE

A l'article *Bibliographie* nous avons réuni, à propos de chaque découverte, les indications concernant *les figures* que les étudiants pourront consulter avec fruit. Ces figures sont, le plus souvent, rangées par ordre de clarté par rapport à l'organe à découvrir ; si bien qu'il suffit d'un coup d'œil rapide jeté sur chacune d'elles pour retenir sûrement les rapports et la position de l'organe cherché. Voici les éditions des ouvrages auxquels nous renvoyons pour les figures :

PH.-C. SAPPEY. — *Traité d'Anatomie descriptive*, 3e édition, 1876-1879.

CRUVEILHIER et MARC-SÉE. — *Anatomie*, 1878.

TILLAUX. — *Traité d'Anatomie topographique*, 4e édition, 1884.

RICHET. — *Traité pratique d'Anatomie médico-chirurgicale*, 2e édition, 1860.

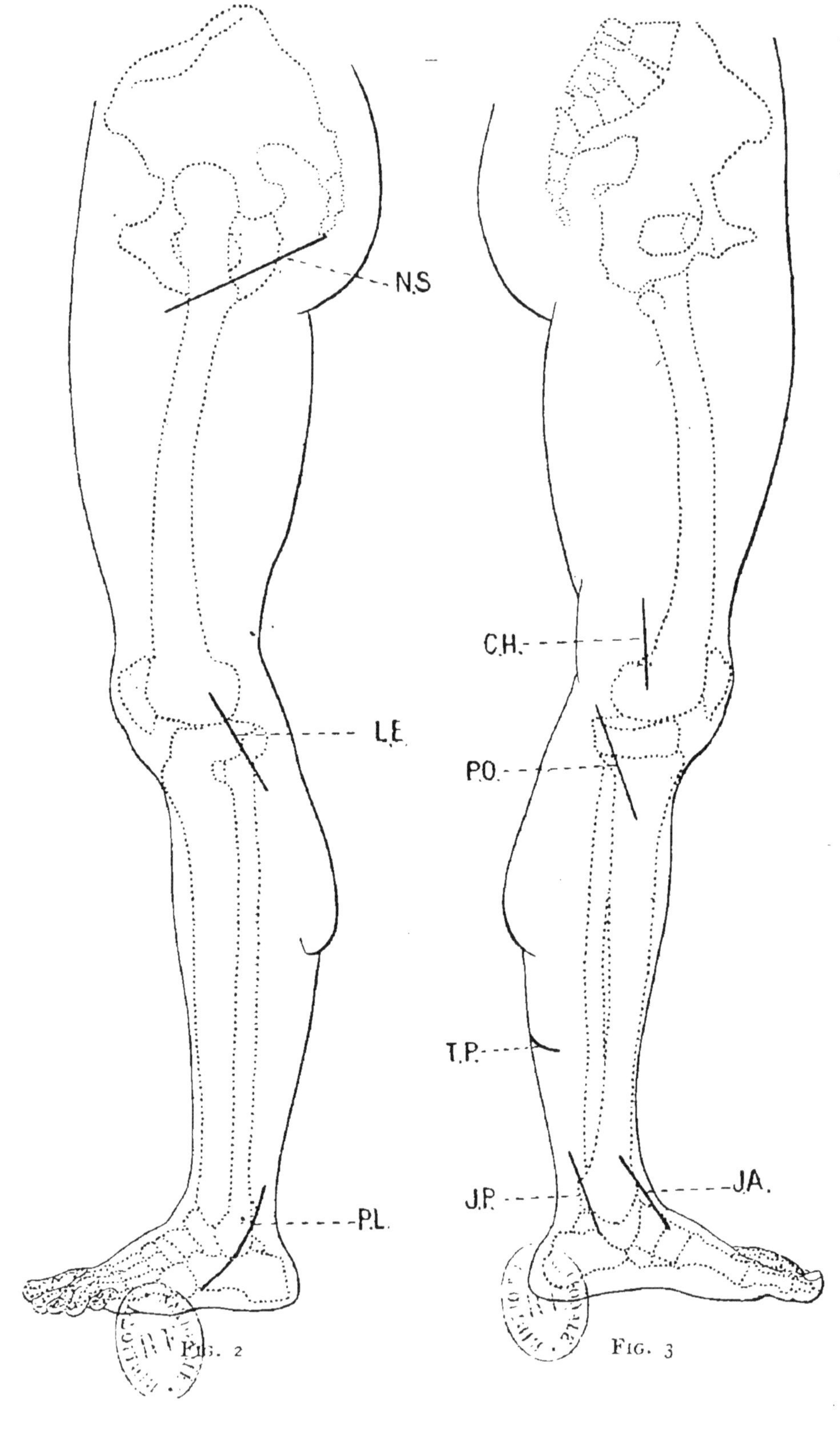

FIG. 2

FIG. 3

MOREL et DUVAL. — *Manuel de l'Anatomiste*, 1883.
J.-A. FORT. — *Anatomie descriptive et dissection*, 1875.
FARABEUF. — *Précis de Manuel opératoire*, 1881.

MANUELS (très utiles)

BEAUNIS et BOUCHARD. — *Précis d'Anatomie*.
J.-A. FORT. — *Abrégé d'Anatomie*.
PAULET. — *Résumé d'Anatomie appliquée*.

Tendon du long péronier latéral
(P L, fig. 2 — L P, fig. 4)

Situation du muscle. — Région externe de la jambe : 1er plan.

Insertion du tendon. — Tubercule de l'extrémité postérieure du premier métatarsien.

Trajet du tendon. — Glisse derrière la malléole externe, au cou de pied, accolé au tendon du court péronier latéral dans une même gaîne, il passe de là à la face externe, puis à la face inférieure du pied où il glisse dans la gouttière de la face inférieure du scaphoïde convertie en canal par un ligament articulaire.

Points de repère. — Suivant le lieu de sa découverte, malléole externe ou extrémité du premier métatarsien.

Découverte. — L'incision à la malléole coupe successivement la peau, des branches nerveuses et des veines, l'aponévrose et enfin rencontre les tendons des péroniers ; celui du long est situé en avant.

Au pied, l'incision doit comprendre la peau, l'aponévrose, et tous les organes superficiels, jusqu'au tubercule du premier métatarsien.

BIBLIOGRAPHIE. — SAPPEY, 2e vol., p. 422. — J.-A. FORT, p. 281. — FARABEUF, *Amputations*, p. 408.

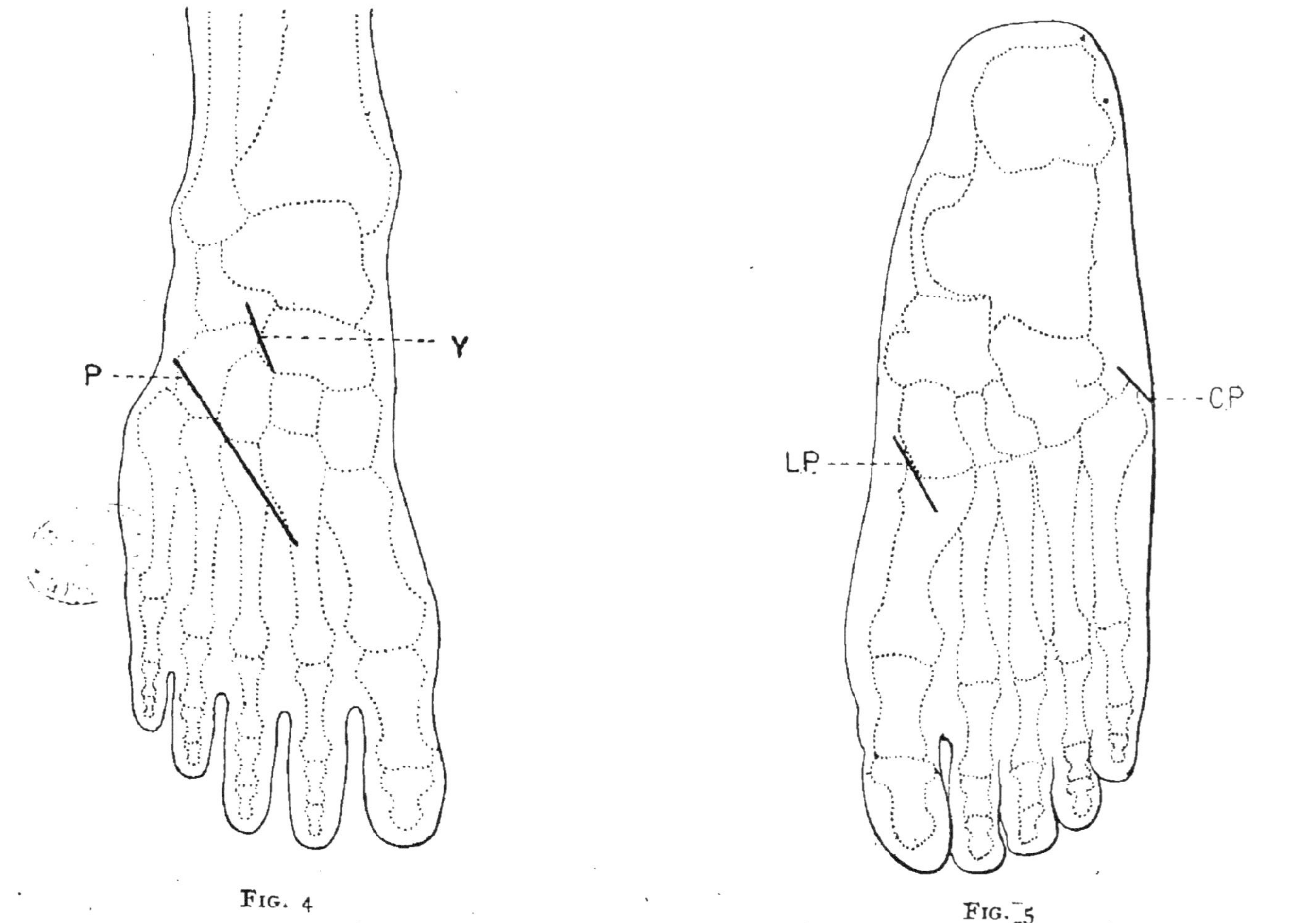

Fig. 4

Fig. 5

Tendon du court péronier latéral
(P L, fig. 2 — C P, fig. 4)

Situation du muscle. — Deuxième plan de la région externe de la jambe.

Insertion du tendon. — Extrémité postérieure du cinquième métatarsien.

Trajet du tendon. — Voy. le *Long péronier latéral.*

Point de repère. — Malléole externe (voy. *Long pér. latéral*) ou extrémité du cinquième métatarsien.

Découverte. — Incision au point indiqué, découvre facilement le tendon. Une aponévrose à couper.

BIBLIOGRAPHIE. — SAPPEY, 2e vol., p. 422. — J.-A. FORT, p. 281.

Observation. — Pour détails complémentaires, voy. *Tendon du long péronier latéral.*

Ligament péronéo-calcanéen

(P L, fig. 2)

Ligament latéral externe moyen de l'articulation tibio-tarsienne.

Situation. — Au-dessous de la gaîne des péroniers latéraux.

Points de repère. — 1° Sommet de la malléole externe; 2° face externe du calcanéum.

Découverte. — Voy. *Péronier latéral*, sous lequel il est situé.

BIBLIOGRAPHIE. — SAPPEY, 1er vol., p. 717.

Muscle pédieux

(P, fig. 5)

Situation. — Région dorsale du pied sous les tendons du long extenseur commun.

Point de repère. — Bord interne du long extenseur commun.

Découverte. — Longue incision dans ce trajet, découvre successivement : le tissu cellulaire, l'aponévrose dorsale du pied, une couche de tendons, l'aponévrose du pédieux, et enfin le pédieux lui-même.

BIBLIOGRAPHIE. — TILLAUX, p. 1058. — SAPPEY, 2e vol., p. 443. — FARABEUF, pp. 408 et 409.

Observation. — On peut aussi faire l'incision transversale au milieu du pied, mais elle est moins utile que la précédente, vu la Médecine opératoire.

Ligament en Y

(Y, fig. 5)

Situation. — Articulation calcanéo-cuboïdienne.

Point de repère. — Si vous saisissez

l'avant-pied et le tordez en *varus* en le portant dans l'extension et l'adduction, vous ferez saillir fortement la tête de l'astragale au-dessus de l'extrémité externe du scaphoïde et l'extrémité antérieure du calcanéum AU DESSOUS DU CUBOÏDE. (FARABEUF.)

Découverte. — Incision profonde au point indiqué arrivant jusqu'à l'interligne articulaire conduit sur ce ligament très fort.

BIBLIOGRAPHIE. — SAPPEY, 1er vol., pp. 456 et 717. — FARABEUF, p. 258. — TILLAUX, p. 1070.

Tendon du jambier antérieur
(J A, fig. 3)

Situation du muscle. — Région antérieure de la jambe.

Insertion du tendon. — Partie interne du premier cunéiforme. (Expansion au premier métatarsien.)

Point de repère. — Malléole interne *en avant de laquelle* passe le tendon. 1er cunéiforme.

Découverte. — Incision au point indiqué, découvre successivement la peau, la veine saphène interne et les veines superficielles, quelques branches nerveuses, le ligament annulaire du tarse et l'aponévrose, sous lesquels est le tendon à découvrir.

Observation. — Le jambier antérieur est le muscle satellite de l'artère tibiale antérieure.

BIBLIOGRAPHIE. — SAPPEY, 2e vol., p. 416. — MOREL et DUVAL, p. 440. — FARABEUF, p. 408.

Tendon du jambier postérieur
(J P, fig. 3)

Situation du muscle. — Quatrième plan de la région postérieure de la jambe.

Insertion du tendon. — Tubercule du scaphoïde (expansion au premier cunéiforme).

Trajet du tendon. — Situé dans la gouttière de la malléole interne avec le tendon du fléchisseur commun, mais en avant de lui, puis, entre le ligament interne de l'articulation tibio-tarsienne et le ligament annulaire interne du tarse.

Points de repère. — Malléole interne, scaphoïde.

Découverte. — Incision au point indiqué, passant *en arrière* de la malléole interne, en ouvrant la gaîne dans laquelle est le tendon. Le tendon du jambier postérieur est aplati et beaucoup plus volumineux que le tendon du fléchisseur commun.

BIBLIOGRAPHIE. — MOREL et DUVAL. p. 448. — SAPPEY, 2e vol., p. 436. — FARABEUF, *Ligat.*, p. 96; *Amput.*, p. 460.

Patte d'oie
(P O, fig. 3)

Situation. — Partie supero-interne du tibia.

Point de repère. — Tubérosité interne du tibia.

Découverte. — Grande incision au point indiqué, découvre, après incision de l'aponévrose, les tendons des muscles qui forment la patte d'oie dans l'ordre suivant :

Couturier;
Droit interne;
Demi-tendineux.

BIBLIOGRAPHIE. — SAPPEY, 2e vol., p. 397. — J.-A. FORT, 2e vol., p. 239.

Nerf tibial postérieur
(T P, fig. 3)

Situation. — Situé entre les deux couches musculaires postérieures de la jambe.

Point de repère. Découverte.— Faire une incision transversale au 1/3 inférieur de la jambe, on tombe directement sur le tronc nerveux.

BIBLIOGRAPHIE. — SAPPEY, 3e vol., p. 500. — FARABEUF, *Ligat.*, p. 96.

Nerf saphène externe

Situation. — Descend verticalement entre les deux jumeaux, puis se recourbe en bas sur la face externe du pied.

Point de repère. — Les jumeaux. Interstice qui les sépare.

Découverte. — Incision sur le point indiqué, longitudinale ou transversale, trouve facilement le nerf.

BIBLIOGRAPHIE. — SAPPEY, 3e vol., p. 496.

Ligament latéral externe de l'articulation du genou

(L E, fig. 2)

Situation. — S'étend de la tubérosité du condyle externe à la partie externe de la tête du péroné.

Points de repère. — 1° Tête du péroné; 2° Tubérosité externe du tibia.

Découverte. — Incision au point indiqué jusqu'à rencontre du tendon du biceps, auquel le ligament répond par son bord postérieur.

BIBLIOGRAPHIE. — SAPPEY, 1er vol., p. 702.

Tendons du premier et du deuxième adducteurs

(A, fig. 12)

Situation des muscles. — Région interne de la cuisse.

Insertion des tendons.
1er ou moyen adducteur. Corps du pubis;
2e ou petit adducteur. —

Point de repère. — Pubis (corps).

Découverte. — Incision transversale au point indiqué, conduit sur les tendons cherchés.

BIBLIOGRAPHIE. — MOREL et DUVAL, pp. 422 et 424. — SAPPEY, 2e vol., p. 409. — TILLAUX, p. 980

Tendon supérieur du muscle grand adducteur

Situation du muscle. — Partie interne de la cuisse (3e plan).

Insertion du tendon. — Tubérosité et branche inférieure de l'ischion.

Point de repère. — Ischion (tubérosité).

Découverte. — Incision au point indiqué, en le conduisant franchement jusqu'à l'os. Là on reconnaît le tendon à sa faible longueur et à la largeur de ses insections.

BIBLIOGRAPHIE. — MOREL et DUVAL, p. 424. — SAPPEY, 2e vol., p. 409. — FORT, 2e vol., p. 234. — PAULET, p. 322.

Observations. — Pour cette découverte, il est préférable de placer le sujet comme pour la préparation des muscles du périnée.

On demande souvent comme tendon du troisième adducteur, celui qui contribue à former le canal de Hunter (anneau du troisième adducteur). Il ne faut pas se tromper dans ce cas.

Anneau du troisième adducteur ou canal de Hunter

(C H, fig. 3)

Situation. — Face inféro-interne de la cuisse. Formé par l'insertion aponévrotique du grand adducteur à l'interstice de la ligne âpre.

Points de repère. — 1° Ligne tirée *du milieu* de l'arcade crurale allant *derrière* le condyle interne ; 2° Condyle interne; couturier ; corde des adducteurs.

Découverte. — Incision sur les degrés indiqués. Le canal est à quatre doigts environ au-dessus du condyle interne. Chercher le couturier à ce niveau et le rejeter *en bas*. Quand le couturier est trouvé, fléchissez la jambe, vous sentirez la *corde* formée par les adducteurs. Le canal est immédiatement *en dehors* de cette corde.

BIBLIOGRAPHIE. — FARABEUF. *Ligat.*, p. 106. — TILLAUX. p. 980. — SAPPEY. p. 409.

Nerf saphène interne

(S I, fig. 1)

Situation. — Région antérieure de la cuisse.

Point de repère. — 1° Est situé longtemps dans la gaîne des vaisseaux fémoraux où on pourra le découvrir; 2° couturier.

Découverte. — Il suffit d'aller chercher la fémorale à partir du 1/3 supérieur jusqu'au canal de Hunter pour trouver le nerf saphène interne qui l'accompagne.

BIBLIOGRAPHIE. — TILLAUX, pp. 980 et 982. — SAPPEY, 3e vol., p. 484. — FARABEUF, *Ligat.*, p. 106.

Nerf crural

(N-C, fig. 1)

Situation. — Situé dans la fosse iliaque sur le muscle iliaque.

Points de repère. — 1° Arcade crurale (voy. cette découverte);

2° Psoas iliaque.

Découverte. — Incision au niveau

de l'arcade crurale conduit sur les filets nombreux que donne ce nerf à ce niveau. Il suffit de remonter pour trouver le tronc même du nerf.

BIBLIOGRAPHIE. — TILLAUX, p. 678. — SAPPEY, 3e vol., p. 484.

Nerf sciatique

(N S, fig. 2)

Situation. — Région postérieure de la jambe.

Points de repère. — 1° Tubérosité de l'ischion;

2° Grand trochanter.

Entre lesquels passe le nerf.

Découverte. — L'Incision au point indiqué conduit facilement sur le nerf.

Un moyen plus expéditif encore consiste à couper transversalement les muscles de la région postérieure de la cuisse couche par couche. Le nerf est reconnaissable à son gros volume.

BIBLIOGRAPHIE. — SAPPEY, 3e vol., p. 496. — TILLAUX, p. 994. — FARABEUF, p. 121.

CHAPITRE II

PRINCIPALES DÉCOUVERTES SUR LE MEMBRE SUPÉRIEUR

Nerf médian (au bras)
(N M, fig. 1)

Situation. — A ce niveau le nerf est situé *en dehors* de l'artère humérale jusqu'au 1/3 inférieur.

Points de repère. — 1° Même tracé que pour l'artère humérale (ligne abaissée de la partie culminante du creux de l'aisselle au milieu du pli du coude);

2° Biceps.

Découverte. — Incision le long du

bord interne du biceps. Arrivé sur le muscle faites écarter *légèrement* en dehors, le nerf apparaît.

BIBLIOGRAPHIE. — FARABEUF, *Ligat.*, p. 33. — SAPPEY, 3e vol., p. 456. — TILLAUX, pp. 509 et 505.

Nerf médian (au pli du coude)

Situation. — A ce niveau le nerf médian est situé en dedans de l'artère humérale, au-dessous de l'expansion aponévrotiqne du biceps.

Point de repère. — Expansion aponévrotique du biceps.

Découverte. — Incision au point indiqué, coupe l'expansion aponévrotique du biceps sous laquelle apparaît le nerf.

BIBLIOGRAPHIE. — TILLAUX, p. 516. — SAPPEY, 3e vol., p. 456.

Nerf médian (à l'avant-bras)

Situation. — A ce niveau le médian est situé entre les fléchisseurs des doigts et le long fléchisseur du pouce et inférieurement entre les fléchisseurs et le tendon du grand palmaire.

Point de repère. — Tendon du grand palmaire en dedans duquel est le nerf.

Découverte. — Incision au point indiqué, conduit forcément sur le nerf *qu'il faut bien distinguer des tendons environnants.*

BIBLIOGRAPHIE. — FARABEUF, *Ligat.*, p. 47. — TILLAUX, p. 542. — SAPPEY, 3e vol., p. 456.

Nerf radial (à l'avant-bras)
(N R, fig. 7)

Situation. — Entre le long supinateur et brachial antérieur, puis, entre

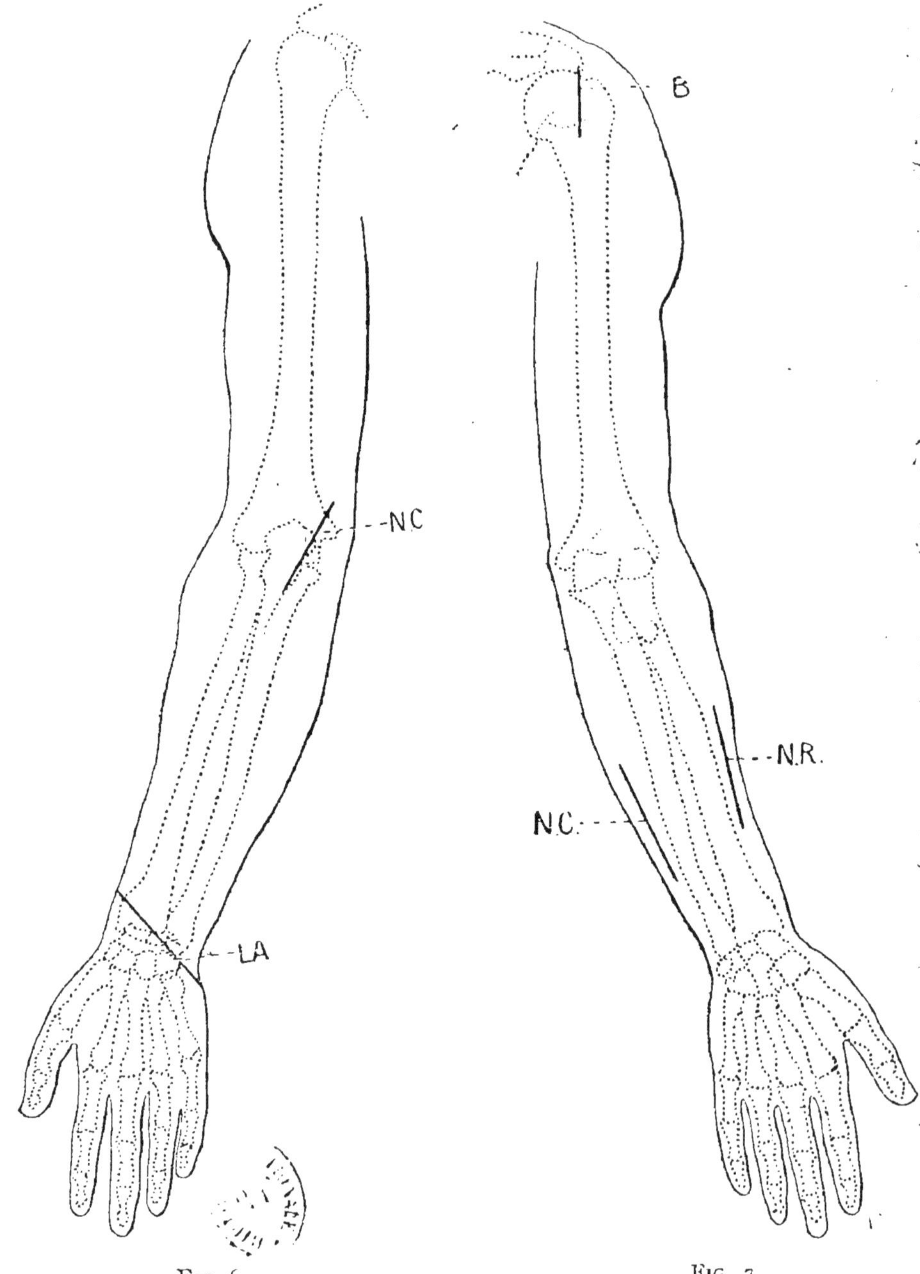

Fig. 6.

Fig. 7.

ce muscle et le premier radial externe.

Point de repère. — Long supinateur (sur le bord interne duquel il est placé).

Découverte. — L'incision au point indiqué conduit facilement sur ce nerf.

BIBLIOGRAPHIE. — TILLAUX, pp. 531 et 549. — SAPPEY, 3e vol., p. 464.

Observations. — Ce nerf est aussi souvent demandé dans la gouttière de torsion de l'humérus.

Nerf cubital (à l'avant-bras)
(N C, fig. 7)

Situation. — Situé en dedans de l'artère cubitale.

Point de repère. — Muscle cubital antérieur.

Découverte. — L'incision au point indiqué conduit sur le bord externe du tendon du muscle cubital antérieur le long duquel se trouve le nerf.

BIBLIOGRAPHIE. — TILLAUX. pp. 531 et 542. — SAPPEY, p. 456. — FARABEUF, *Ligat.*, p. 47.

Observations. — On demande quelquefois aussi la découverte du nerf cubital dans la gouttière qui sépare l'olécrâne de la tubérosité interne de l'humérus. La connaissance de l'ostéologie suffit pour bien réussir cette découverte. (N C, fig. 6.)

Tendon du premier radial externe

(1er R, fig. 8)

Situation du muscle. — Région externe de l'avant-bras. 2e plan.

Insertion du tendon. — Partie postérieure de la base du DEUXIÈME métacarpien.

Point de repère — Deuxième métacarpien.

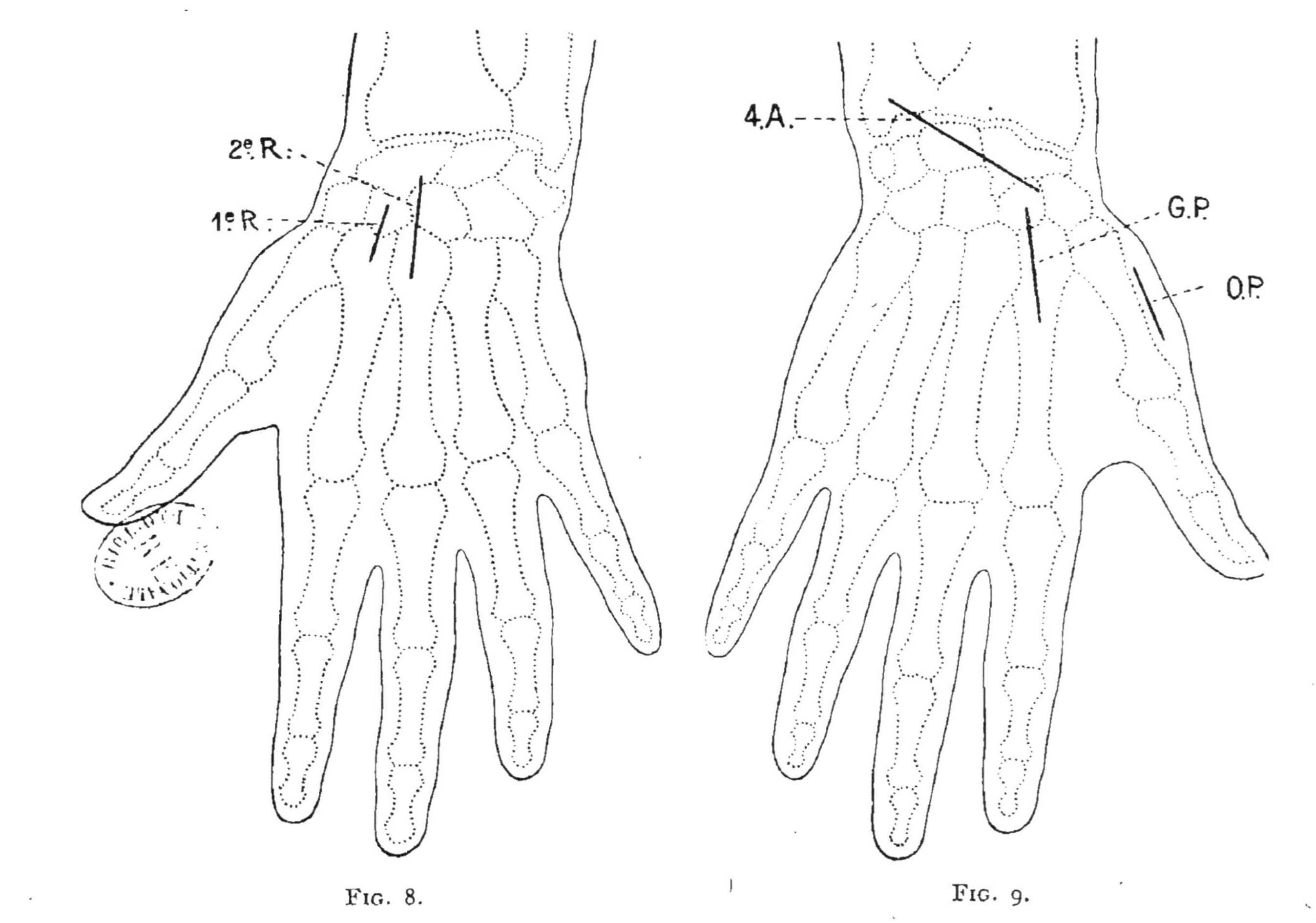

Fig. 8.

Fig. 9.

Découverte. — Incision longitudinale au point indiqué, permet de découvrir très facilement ce tendon.

BIBLIOGRAPHIE. — SAPPEY, 2e vol., p. 353. — TILLAUX, p. 548. — MOREL et DUVAL, p. 387.

Observations. — Les deux radiaux sont croisés par le long adducteur, le court et le long extenseurs du pouce sous lesquels ils passent.

Tendon du deuxième radial externe
(2e R, fig 8)

Situation du muscle. — Région externe de l'avant-bras. Deuxième plan.

Insertion du tendon. — Apophyse postérieure de la base du troisième métacarpien.

Point de repère. — Troisième métacarpien.

Découverte. — Incision longitudinale au point indiqué conduit sur l'insertion du deuxième radial.

BIBLIOGRAPHIE | Voy. Premier radial externe.
OBSERVATIONS |

Ligament annulaire du carpe
(L A, fig. 6 et 9)

Situation. — Formé par les ligaments antérieur, postérieur, latéral interne, latéral externe; entoure l'articulation radio-carpienne.

Points de repère. — Faces diverses de l'articulation du poignet.

Découverte. — Couper la peau, l'aponévrose, on reconnaît le ligament à la direction des fibres.

BIBLIOGRAPHIE. — SAPPEY, 2e vol., pp. 328 et 346. — TILLAUX. pp. 542 et 549. — PAULET, p. 415.

Muscle opposant du pouce
(O P, fig. 9)

Situation. — Éminence thénar. Troisième plan.

Insertion. — 1° Partie antérieure du trapèze ; 2° bord extérieur et face antérieure du premier métacarpien.

Points de repère. — Partie extérieure de l'éminence thénar.

Découverte. — Incision au point indiqué découvre, après avoir coupé l'aponévrose palmaire, la masse des muscles de l'éminenc thénar, qui se présentent dans l'ordre suivant de haut en bas :

Court adducteur du pouce.
Court fléchisseur —
Opposant du pouce.
Court adducteur du pouce.

BIBLIOGRAPHIE. — MOREL et DUVAL, p. 399. — SAPPEY, 2e vol., p. 360. — TILLAUX, p. 562.

Observation. — Ces indications s'appliquent à la découverte de tous les muscles de l'éminence thénar.

Tendon du muscle petit palmaire

Situation du muscle. — Partie antérieure de l'avant-bras. Premier plan. Inconstant.

Insertion du tendon. — Aponévrose palmaire.

Point de repère. — Sillon médian qui sépare l'éminence thénar de l'éminence hypothénar.

Découverte. — Inciser la peau au point indiqué en ayant soin de ne pas couper trop profondément. Le tendon aplati du petit palmaire apparait aussitôt.

BIBLIOGRAPHIE. — TILLAUX, p. 566. — SAPPEY, 2e vol., pp. 322 et 363. — MOREL et DUVAL, p. 380. — FARABEUF, *Ligatures*, p. 47.

Tendon du muscle grand palmaire
(G P, fig. 9)

Situation du muscle. — Premier plan des muscles de la région antérieure de l'avant-bras. (Masse épitrochléenne). Le grand palmaire est situé entre le grand prosecteur et le petit palmaire.

Insertion du tendon. — Partie antérieure de la base du deuxième métacarpien.

Trajet du tendon. — Au niveau du poignet le tendon s'engage dans la coulisse que lui présentent le scaphoïde et le trapèze.

Point de repère.— Sentir le deuxième métacarpien.

Découverte. — Faire l'incision à la face antérieure de la main, le long du métacarpien. On arrive directement sur sa base où s'insère le tendon.

BIBLIOGRAPHIE. — MOREL et DUVAL, p. 380. — SAPPEY, 2e vol., p. 368.

Longue portion du biceps
(B, fig. 7)

Situation. — Situé dans la coulisse bicipitale.

Points de repère. — Les deux tubérosités de l'humérus entre lesquelles est la coulisse.

Découverte. — Incision transversale au niveau indiqué conduit droit sur le tendon cherché à travers les masses musculaires.

BIBLIOGRAPHIE. — TILLAUX, p. 488. — SAPPEY, 2e vol., p. 312. — MOREL et DUVAL, p. 372.

CHAPITRE III

PRINCIPALES DÉCOUVERTES SUR LA TÊTE ET LE TRONC

Nerf mentonnier
(N M, fig. 10)

Situation. — Région maxillaire inférieure.

Sortie. — Trou mentonnier.

Point de repère. — Ligne droite passant par les trous sus et sous-orbitaires passe par le trou mentonnier.

Découverte. — Incision au point indiqué montre successivement la peau, le peaucier du cou, le triangulaire, le carré du menton sous lequel est le nerf.

BIBLIOGRAPHIE. — SAPPEY (1er vol. p. 246, fig. 72, — 12); 3e vol., p. 323. — TILLAUX, p. 283.

Nerf facial

(N F, fig. 10)

Situation. — Région mastoïdienne.

Sortie. — Trou stylo-mastoïdien.

Points de repère. — 1° Apophyse mastoïde; 2° bord interne du tendon du sterno-cleido-mastoïdien.

Découverte. — L'incision au point indiqué conduit facilement sur le tronc du facial dont les branches sont assez superficielles.

BIBLIOGRAPHIE. — SAPPEY, (1er vol., p. 175, fig. 37, — 18); 3e vol., p. 352. — TILLAUX, p. 283.

Canal de Sténon

(C S, fig. 10)

Situation. — Situé sur la face externe du buccinateur.

Trajet. — Part du bord antérieur

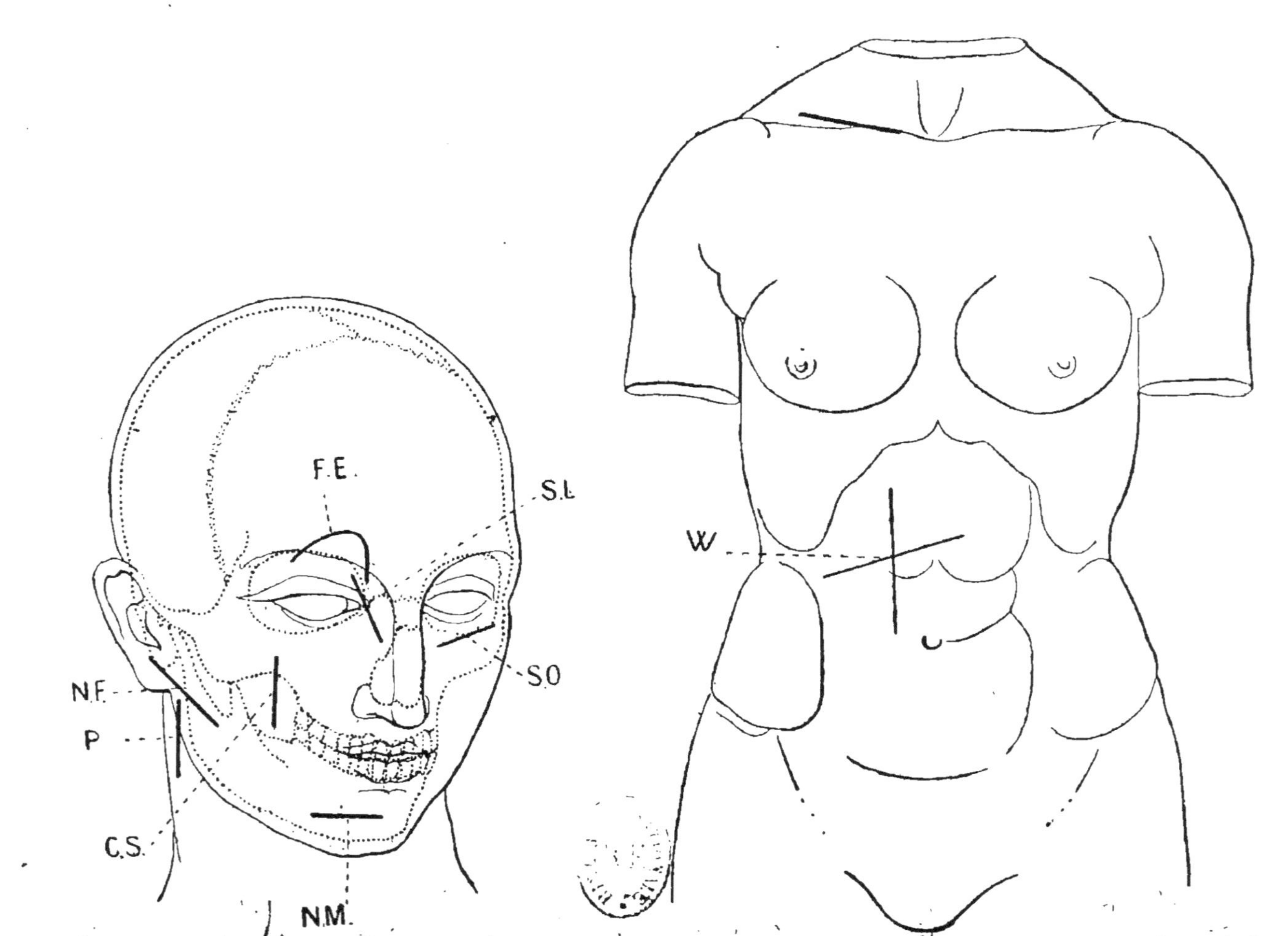
F.E.
S.L.
N.F.
P
S.O.
C.S.
N.M.
W

de la glande parotide, passe sur la face externe du masseter, traverse le buccinateur et s'ouvre à la hauteur de la troisième molaire supérieure.

Points de repère. — Buccinateur et masseter. Ligne allant du tragus à la base du nez.

Découverte. — Incision verticale au niveau du buccinateur en ayant soin d'inciser couche par couche, conduit sur le canal de sténon. *Rapprocher l'incision le plus possible du masseter.*

Observations. — Le canal de sténon est dirigé horizontalement suivant une ligne menée du tragus à la base du nez. Son volume est supérieur à celui d'une plume de corbeau.

BIBLIOGRAPHIE. — TILLAUX, p. 283.

Nerf sous-orbitaire
(S O, fig. 10)

Situation. — Dans la région sous-orbitaire de la face.

Sortie du nerf. — Par le trou sous-orbitaire.

Points de repère. — 1° Bord inférieur de l'orbite ; 2° ligne suivant la direction du trou sus-orbitaire au trou mentonnier passe par le trou sous-orbitaire.

Découverte. — Incision au point indiqué découvre successivement la peau, une couche graisseuse sous-cutanée, portion périphérique de l'orbiculaire des paupières, muscles élévateurs de la lèvre supérieure et de l'aile du nez, muscle canin.

BIBLIOGRAPHIE. — SAPPEY, 1er vol., p. 246 ; 3e vol., p. 314. — TILLAUX, p. 283.

Nerf sus-orbitaire ou frontal externe
(F E, fig. 10)

Point de repère. — Sentir sous la peau le trou *sus-orbitaire* par lequel passe le nerf.

Découverte. — Faire une incision courbe à concavité inférieure à 1 centimètre et demi environ autour de ce trou ; rabattre la peau en disséquant et le nerf apparaît.

BIBLIOGRAPHIE. — SAPPEY, 1er vol., p. 246(pour le trou sus-orbitaire) ; 3e vol., p. 308.

Muscle de Horner

(S L, fig. 10)

Situation du muscle. — Derrière le sac lacrymal et le tendon de l'orbiculaire.

Points de repère. — Sac lacrymal. Tendon de l'orbiculaire.

Découverte. — L'incision au point indiqué permet de trouver facilement ce petit muscle en suivant exactement les points de repère et en renversant les paupières de dehors en dedans.

Observation. — Ce muscle est situé très profondément ; il n'a, de plus, que 5 à 6 millimètres de longueur.

BIBLIOGRAPHIE. — SAPPEY, 3e vol., p. 741.

Sac lacrymal. — Tendons de l'orbiculaire
(S L, fig. 10)

Situation. — Le sac lacrymal est situé dans la gouttière lacrymale de l'orbite. Les tendons de l'orbiculaire embrassent la surface du sac lacrymal.

Points de repère. — Partie interne de la base de l'orbite. Tendons de l'orbiculaire visibles en tendant la peau par traction sur l'angle externe.

Découverte. — L'incision de la peau permet d'apercevoir facilement les fibres de l'orbiculaire qu'on suit jusqu'à ses insertions fixes au niveau desquelles est le sac lacrymal.

BIBLIOGRAPHIE. — TILLAUX, p. 227. — SAPPEY, 3e vol., pp. 737 et 741.

Bord supérieur du petit pectoral
(P P, fig. 1)

Situation du muscle. — 2e plan de la région antéro-latérale du thorax.

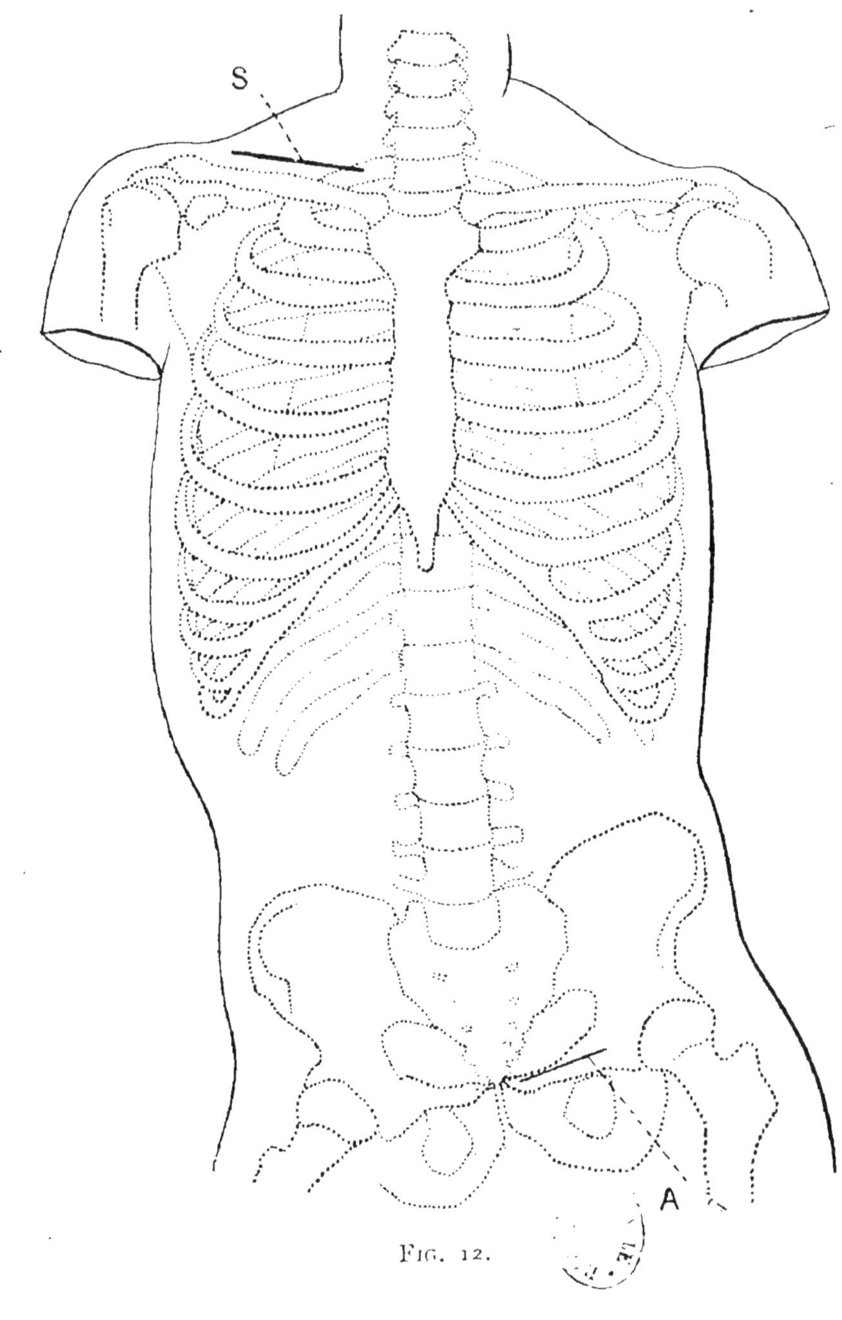

FIG. 12.

Point de repère. — Sentir la clavicule et l'apophyse coracoïde.

Incision. Découverte. — Faire une longue incision horizontale le long du bord inférieur de la clavicule jusqu'à l'apophyse coracoïde. Couper les insertions claviculaires du grand pectoral et du deltoïde. Suivre le bord postérieur du petit pectoral depuis l'apophyse coracoïde.

BIBLIOGRAPHIE. — TILLAUX, p. 483. — SAPPEY, 2e vol., p. 289.

Tendons des scalènes
(S, fig. 11 et 12)

Situation des muscles. — Région latérale du cou.

Insertions des tendons. — Scalène antérieur : tubercule de la face supérieure de la première côte ;

Scalène postérieur: face supérieure de la première côte;

Bord supérieur de la deuxième côte.

Point de repère. — Toucher la clavicule et chercher son milieu.

Incision. — Longue incision horizontale au point indiqué en suivant le bord supérieur de la clavicule.

Découverte. — On trouve ainsi facilement le tendon du scalène antérieur et en le suivant du doigt on découvre son insertion.

Le scalène postérieur est situé immédiatement derrière.

BIBLIOGRAPHIE. — J.-A. FORT, *Abrégé*, p. 77. — SAPPEY, 2e vol., pp. 168 et 172. — TILLAUX, p. 450.

Muscle digastrique

(D, fig. 1)

Situation. — Situé dans la région sus-hyoïdienne.

Point de repère. — Sentir l'os hyoïde.

Incision. Découverte. — Faire l'incision en suivant le bord supérieur de cet os. On voit apparaître la glande sous-maxillaire après avoir coupé l'aponévrose cervicale superficielle. En suivant de haut en bas cette glande on tombe sur le tendon médian du digastrique.

BIBLIOGRAPHIE. — TILLAUX, pp. 400 et 404. — SAPPEY, p. 146. — RICHET, p. 495. — FARABEUF, *Ligat.*, p. 70.

Glande sous-maxillaire
(D, fig. 1)

Situation. — Dans la région sus-hyoïdienne latérale.

Points de repère. — 1° Milieu du bord inférieur du maxillaire inférieur; 2° os hyoïde.

Découverte. — Incision longitudinale au point indiqué conduit très facilement sur l'organe cherché.

BIBLIOGRAPHIE. — TILLAUX, p. 400. — V. aussi *Bibliog. du muscle digastrique.*

Nerf grand hypoglosse

Sortie. — Trou condylien postérieur.

Points de repère. — On peut faire la découverte de ce nerf en une foule de points. Le plus simple, c'est de le chercher à sa terminaison dans la langue qui constitue alors le seul point de repère à considérer.

Découverte. — Relever la langue et l'attaquer par sa face inférieure en recherchant le muscle génio-glosse dans lequel vient se ramifier le nerf. De là on peut le suivre facilement.

BIBLIOGRAPHIE. — SAPPEY. (1er vol., p. 135, fig. 11, — 9); (2e vol., p. 160, fig. 263, — 8); 3e vol., p. 409.

Nerf pneumogastrique

Sortie. — Trou déchiré postérieur.

Découverte. — Elle peut avoir lieu en une foule de points différents. Nous conseillons de le chercher de préférence lorsqu'il est accolé à la carotide primitive.

Points de repère. — Tubercule de la sixième vertèbre cervicale;

Trachée;

Muscle sterno-cleido-mastoïdien.

BIBLIOGRAPHIE. — TILLAUX, p. 409. — J.-A. FORT, p. 506. — SAPPEY, p. 384.

Nerf récurrent

Situation. — L'endroit où il est le plus accessible c'est sur la partie supéro-latérale de la trachée.

Point de repère. — Trachée.

Découverte. — Aborder la trachée par sa face latérale, un peu au-dessus du larynx. Le tronc du nerf récurrent chemine entre elle et l'œsophage.

BIBLIOGRAPHIE. — SAPPEY. 3e vol., p. 386.

Glande parotide
(P, fig 10)

Situation. — Située dans la loge parotidienne.

Points de repère. — 1° Bord antérieur du sterno-cleido-mastoïdien *en dehors;* 2° bord postérieur du maxillaire inférieur *en dedans.*

Découverte. — Incision au point indiqué en suivant le sterno-clefdo-mastoïdien supérieurement conduit facilement sur la glande.

BIBLIOGRAPHIE. — TILLAUX. pp. 267 et 283. — MOREL et DUVAL. pp. 800 et 929. — RICHET. pp. 418 et 420.

Ouverture de Winslow
(W, fig. 11)

Situation. — Face inférieure du foie.

Découverte. — Faire une grande incision cruriale sur l'abdomen, prendre le foie et le soulever légèrement. Introduire son index gauche dans la direction de la vésicule biliaire ; on tombe forcément dans l'ouverture de Winslow.

BIBLIOGRAPHIE. — SAPPEY, 4ᵉ vol., pp. 812 et 815. — MOREL et DUVAL, p. 1056.

Observation. — Bien repasser *les rapports* de cette ouverture qui sont fréquemment demandés en même temps que la découverte.

Muscle grand droit de l'abdomen et son tendon
(D A, fig. 1)

Situation. — Région médiane antérieure de l'abdomen.

Point de repère. — Ligne médiane de l'abdomen (ombilic).

Pour le tendon. — Corps du pubis.

Incision. Découverte. — Grande incision longitudinale un peu à côté de la ligne médiane, tombe sur le muscle qu'on peut suivre de haut en bas sur son tendon, si c'est celui-ci qu'on demande.

BIBLIOGRAPHIE. — SAPPEY. 2e vol., p. 231.

Observation. — Il faut toujours, pour le découvrir, couper une aponévrose.

Ligament de Colles

Pilier postérieur de l'orifice inférieur du canal inguinal.

Voy. *Trajet inguinal.*

Ligament de Gimbernat

Petit plan triangulaire fibreux dont le bord antérieur se confond avec l'arcade crurale, dont le bord postérieur s'implante sur le ligament de Cooper, dont le bord externe, libre, concave, en forme de croissant, est tourné du côté des vaisseaux fémoraux et forme la limite interne de l'anneau crural.

Voy. *Arcade crural.*

BIBLIOGRAPHIE. — Voy. *Arcade crural* et TILLAUX, p. 660.

Arcade crurale
(N C, fig. 1)

Situation.— Sur une ligne qui joint l'épine iliaque antérieure et supérieure à l'épine du pubis.

Points de repère.— 1° Épines iliaques

antérieure et supérieure ; 2° épine du pubis.

Découverte. — Incision suivant la ligne indiquée, mène facilement sur l'arcade crurale.

BIBLIOGRAPHIE. — RICHET, p. 617. — TILLAUX, p. 678. — PAULET, p. 482.

Trajet inguinal

Situation. — Région inguinale. Au-dessus de l'arcade crurale.

Points de repère. — 1° Cordon spermatique chez l'homme, ligament rond chez la femme ; 2° Épine du pubis.

Découverte. — Incision le long du cordon spermatique, tombe forcément sur le trajet inguinal.

BIBLIOGRAPHIE. — RICHET, p. 617. — SAPPEY, 2e vol., pp. 224 et 226. — TILLAUX, pp. 659 et 664. — PAULET, pp. 468 et 482.

TABLE DES MATIÈRES ALPHABÉTIQUE

Tours. imp. Deslis frères, rue Gambetta, 6.

www.ingramcontent.com/pod-product-compliance
Ingram Content Group UK Ltd.
Pitfield, Milton Keynes, MK11 3LW, UK
UKHW020203200726
13856UKWH00003B/1178

9 782013 480826